92 Recetas Homeopáticas de Jugos y Comidas Para Bajar La Presión Sanguínea Alta:

La Solución a Los Problemas de Hipertensión Sin Recurrir a Píldoras o Medicinas

Por

Joe Correa CSN

DERECHOS DE AUTOR

Esta publicación está diseñada para proveer información precisa y autoritaria respecto al tema en cuestión. Es vendido con el entendimiento de que ni el autor ni el editor están envueltos en brindar consejo médico. Si éste fuese necesario, consultar con un doctor. Este libro es considerado una guía y no debería ser utilizado en ninguna forma perjudicial para su salud. Consulte con un médico antes de iniciar este plan nutricional para asegurarse que sea correcto para usted.

RECONOCIMIENTOS

Este libro está dedicado a mis amigos y familiares que han tenido una leve o grave enfermedad, para que puedan encontrar una solución y hacer los cambios necesarios en su vida.

92 Recetas Homeopáticas de Jugos y Comidas Para Bajar La Presión Sanguínea Alta:

La Solución a Los Problemas de Hipertensión Sin Recurrir a Píldoras o Medicinas

Por

Joe Correa CSN

CONTENTS

ACERCA DEL AUTOR

Luego de años de investigación, honestamente creo en los efectos positivos que una nutrición apropiada puede tener en el cuerpo y la mente. Mi conocimiento y experiencia me han ayudado a vivir más saludablemente a lo largo de los años y los cuales he compartido con familia y amigos. Cuanto más sepa acerca de comer y beber saludable, más pronto querrá cambiar su vida y sus hábitos alimenticios.

La nutrición es una parte clave en el proceso de estar saludable y vivir más, así que empiece ahora. El primer paso es el más importante y el más significativo.

INTRODUCCION

92 Recetas Homeopáticas de Jugos y Comidas Para Bajar La Presión Sanguínea Alta: La Solución a Los Problemas de Hipertensión Sin Recurrir a Píldoras o Medicinas

Por Joe Correa CSN

La hipertensión o presión sanguínea alta es una condición que se debe tomar en serio. Cambios en su estilo de vida y alimentación adecuada pueden tener consecuencias muy positivas en su salud. Cumplir con un régimen de ejercicio a diario también puede ser de gran ayuda cuando es combinado con una buena alimentación. Para muchas personas el simple hecho de bajar de peso puede reducir su presión sanguínea inmediatamente. Usted si puede bajar su presión sanguínea si hace el esfuerzo suficiente y este libro le ayudara a lograrlo.

No es para preocuparse, esta condición es fácilmente evitable y curable, de hecho, está todo en sus propias manos y se trata de su dieta. Las recetas en este libro consisten en ingredientes científicamente probados de bajar la presión sanguínea, tales como: frijoles, brócoli, trigo, pimientos rojos, lácteos descremados y, generalmente hablando, comidas ricas en calcio, potasio y magnesio. Mientras su propósito principal sea bajar o prevenir la presión sanguínea alta, tendrá algunos beneficios adicionales al incorporar estas recetas bajas en grasas a su dieta como, por ejemplo: pérdida de peso, mejora de la salud digestiva, y un impulso de energía y positivismo. Este libro presenta todo tipo de recetas con una variedad de ingredientes como: vegetales, frutas, lácteos descremados, granos y especias.

Estas recetas no contienen sal o azúcar, pero lo compensan perfectamente con especias y todos los tipos de endulzantes como la miel. Este libro de recetas de comidas y jugos le ayudará a controlar su peso y al mismo tiempo controlar su presión sanguínea rápidamente. Haga el esfuerzo y verá los resultados inmediatamente.

92 RECETAS HOMEOPÁTICAS DE JUGOS Y COMIDAS PARA BAJAR LA PRESIÓN SANGUÍNEA ALTA: LA SOLUCIÓN A LOS PROBLEMAS DE HIPERTENSIÓN SIN RECURRIR A PÍLDORAS O MEDICINAS

COMIDAS

1.   Granola de trigo y lentejas

Beneficios: En vez de usar granola repleta de azúcar de la tienda cercana, prepare este simple y saludable desayuno de granola usted mismo. No le falta sabor, y es mucho más beneficial para su salud.

Ingredientes:

- 50 g trigo

- 50 g lentejas rojas

- 30 g coco rallado

- 100 g frutos secos

- 200 ml leche baja en grasas (o leche de almendra)

¿Cómo prepararlo? Cocinar el trigo y las lentejas como lo indica el paquete. Mezclarlos juntos y esparcir en papel manteca en una fuente plana. Hornear por 30 minutos a 400°F. Agregar los frutos secos y coco. Verter en leche y servir. Rinde 4 porciones.

Por Porción: 246 calorías, sodio 101 mg, potasio 359 mg, azúcares 5 g

2.   Panqueques de salvado de avena con banana

Beneficios: La banana y el salvado de avena son grandes fuentes de potasio. La base de banana y yogurt bajo en grasas de estos deliciosos panqueques de desayuno, ayuda a perder peso, bajar la presión sanguínea e impulsa los niveles energéticos para el resto del día.

Ingredientes:

- 100 g salvado de avena

- 1 banana madura

- 80 g yogurt entero bajo en grasas

- 2 cucharada miel

- polvo de hornear

¿Cómo prepararlo?

Aplastar la banana y combinarla con yogurt descremado y miel, incorporar el salvado de avena y polvo de hornear. Verter dos cucharadas de mezcla en una sartén y freír en leche de coco o aceite de oliva hasta que dore de ambos lados. Rinde unos 8 panqueques.

Por Porción: 66 calorías, sodio 58 mg, potasio 97 mg, azúcares 6 g

3. Avena caliente con ciruelas pasas y frutos secos

Beneficios: Las ciruelas pasas siempre han sido consideradas como el mejor remedio digestivo. También son una buena fuente de potasio y una variedad de minerales. Las nueces están repletas de proteínas, fibra y grasas esenciales.

Ingredientes:

- 100 g avena

- 150 ml leche baja en grasas

- 50 g ciruelas pasas en cubos

- 40 g nueces, pistachos, avellanas, etc. trozadas etc.

¿Cómo prepararlo?

Hervir la leche a fuego lento en una cacerola, agregar las ciruelas pasas y avena, y continuar hirviendo a fuego lento por 8 minutos, revolviendo constantemente. Servir con canela y frutos secos trozados. Rinde 3 porciones.

Por Porción: 270 calorías, sodio 25 mg, potasio 390 mg, azúcares 9 g

4.   Desayuno Dietético "Baklava"

Beneficios: Las mandarinas están llenas de flavonoides, vitamina C, vitamina A, folato y potasio. El yogurt descremado es una gran fuente de calcio, vitamina B2, vitamina B12, potasio y magnesio.

Ingredientes:

- 150 g Yogurt griego bajo en grasas

- 1 cucharada miel

- 20 g pistachos

- 10 g almendras

- 1 mandarina pequeña

¿Cómo prepararlo?

Cortar los pistachos y almendras. Agregar la mandarina en cubos. Verter yogurt griego y miel sobre las frutas y mezclar bien. Rinde 2 porciones.

Por Porción: 114 calorías, sodio 162 mg, potasio 157 mg, azúcares 5 g

5.   Avena con nueces pecanas, ciruela y miel

Beneficios: Las nueces pecanas son altas en grasas insaturadas saludables y contienen más de 19 vitaminas y minerales, incluyendo vitamina A, B y E, ácido fólico, calcio, magnesio, fósforo, potasio y zinc. Las ciruelas saciarán su apetito por un largo tiempo.

Ingredientes:

- 100 g avena

- 150 ml leche baja en grasas

- 20 g nueces pecanas trozadas

- 2 ciruelas

- 2 cucharada miel

¿Cómo prepararlo?

Hervir la leche a fuego lento en una cacerola, agregar la avena y continuar hirviendo a fuego lento por 8 minutos, revolviendo constantemente. Servir con nueces pecanas y ciruelas encima. Terminar con una llovizna de miel. Rinde 3 porciones.

Por Porción: 230 calorías, sodio 25 mg, potasio 233 mg, azúcares 9 g

6.   Desayuno exótico de papilla de trigo crudo

Beneficios: El trigo es una súper comida que es excelente para la digestión y la presión sanguínea. Es una de las mejores fuentes de proteína de alta calidad y fácil digestión. Los kiwis son considerados una de las mejores frutas para bajar la presión sanguínea.

Ingredientes:

- 200 g trigo sarraceno crudo

- 200 ml agua

- 150 ml leche baja en grasas

- 1 kiwi

- 30 g melón

¿Cómo prepararlo? Dejar el trigo cubierto en agua por la noche para remojar. Colar el agua y poner el trigo, leche, kiwi en cubos y melón en una procesadora. Mezclar bien. Rinde 4 porciones.

Por Porción: 220 calorías, sodio 23 mg, potasio 319 mg, azúcares 3.5 g

7. Bowl de Yogurt de bayas de verano

Beneficios: Las frutillas, arándanos y frambuesas son ricos en nutrientes, antioxidantes y fitoquímicos que podrían ayudar a prevenir y revertir la diabetes, presión sanguínea alta, e incluso algunos tipos de cánceres.

Ingredientes:

- 200 g yogurt descremado

- 50 g arándanos frescos

- 50 g frutillas frescas

- 50 g frambuesas frescas

- 50 g avena

¿Cómo prepararlo? Combinar las bayas, yogurt y avena en un bowl y servir. Rinde 3 porciones.

Por Porción: 90 calorías, sodio 48 mg, potasio 280 mg, azúcares 7 g

8. Smoothie de nectarina y ciruela

Beneficios: Las nectarinas son muy ricas en beta-caroteno, vitamina A, vitamina C, fibra y potasio. Las ciruelas no contienen grasas insaturadas y están llenas de minerales y vitaminas.

Ingredientes:

- 100 g yogurt descremado

- 150 ml leche baja en grasas

- 4 ciruelas maduras medianas

- 1 nectarina

¿Cómo prepararlo? Poner el yogurt, leche, ciruelas peladas y cortadas en cubo, y la nectarina en una procesadora y mezclar bien. Servir. Rinde 2 porciones.

Por Porción: 99 calorías, sodio 69 mg, potasio 376 mg, azúcares 12 g

9. Trigo Cremoso

Beneficios: Esta receta tiene todos los beneficios de súper comidas como el trigo y la banana. La leche baja en grasas la hacen especialmente pro-dieta y saludable.

Ingredientes:

- 100 g trigo

- 200 ml agua

- 40 ml leche baja en grasas

- 1 banana

- 2 cucharada miel

¿Cómo prepararlo? Llevar el agua a punto de hervor en una cacerola, agregar el trigo y hervir a fuego lento por 10 minutos, o hasta que absorba todo el líquido. Agregar las bananas en cubos y rociar con miel. Rinde 4 porciones.

Por Porción: 157 calorías, sodio 20 mg, potasio 218 mg, azúcares 9 g

10. Manzanas cocidas con avena y nueces

Beneficios: Las manzanas son extremadamente ricas en antioxidantes, flavonoides y fibra dietaria importantes, y podrían ayudar a reducir el riesgo de desarrollar cáncer, hipertensión, diabetes y enfermedades cardíacas.

Ingredientes:

- 2 manzanas medianas

- 3 cucharada miel

- 40 g avena

- 30 g nueces o nueces pecanas

¿Cómo prepararlo? Pelas las manzanas y cortarlas por la mitad. Remover el centro y ponerlas en una fuente de hornear cubierta con papel manteca. Trozar las nueces o nueces pecanas, mezclarlas con la avena y cubrir las manzanas con la mezcla. Rociar miel encima y poner la fuente en un horno precalentado a 370°F por 20 minutos o hasta que las manzanas estén blandas y doradas. Rinde 4 porciones.

Por Porción: 179 calorías, sodio 2 mg, potasio 181 mg,

azúcares 4 g

11. Desayuno: Ensalada de quínoa con duraznos cocidos y pistachos

Beneficios: La quínoa contiene hierro, magnesio, potasio, calcio, vitamina E y fibra. Los duraznos ofrecen una rica variedad de calcio, potasio y magnesio.

Ingredientes:

- 50 g quínoa

- 150 ml agua

- 40 ml leche baja en grasas

- 2 duraznos medianos

- 40 g pistachos

¿Cómo prepararlo? Cortar los duraznos, ponerlos en una fuente de hornear, rociar con miel, y cocinar a 400°F por 25 minutos. Mientras tanto, cocinar la quínoa como lo indique el paquete. Combinar los pistachos trozados, duraznos y quínoa. Verter leche a temperatura ambiente y servir tibio. Rinde 3 porciones.

Por Porción: 164 calorías, sodio 80 mg, potasio 377 mg,

azúcares 6 g

12. Panna cotta liviano con damascos, miel y nueces

Beneficios: Este postre cremoso y delicado, bajo en grasas, podría convertirse en uno de sus favoritos. Los damascos le proveen fibra, potasio, hierro y antioxidantes.

Ingredientes:

- 200 g yogurt descremado

- 100 ml leche baja en grasas

- extracto de vainilla

- gelatina o agar

- 1 cucharada miel

- 2 damascos pequeños

- 30 g nueces

¿Cómo prepararlo? Cubrir la gelatina o agar con agua y dejar reposar por 10 minutos. Mientras tanto, calentar la leche y yogurt en una cacerola revolviendo constantemente, para evitar la formación de grumos. Agregar 1 cucharada de miel para dar dulzor. Cortar los damascos en cubos, combinar con las nueces trozadas y distribuir uniformemente la mezcla en 3 formas para hornear pequeñas. Incorporar la gelatina al líquido y verter sobre las formas. Dejar en el refrigerador por al menos 6 horas. Rociar con nueces trozadas y miel (opcional). Rinde 3 porciones.

Por Porción: 156 calorías, sodio 63 mg, potasio 324 mg, azúcares 10 g

13.   Ensalada de arándanos, ciruelas y avellanas

Beneficios: Esta receta posee todos los beneficios de las ciruelas y arándanos, como así también de las avellanas. Las avellanas son ricas en grasas insaturadas, magnesio, calcio, y vitaminas B y E.

Ingredientes:

- 150 g arándanos

- 4 ciruelas medianas

- 40 g avellanas

- vegetales de hoja verde de su elección

¿Cómo prepararlo? Cortar las ciruelas en cubos y trozar las avellanas. Combinar todos los ingredientes en un bowl de ensalada y servir. Rinde 2 porciones.

Por Porción: 139 calorías, sodio 0 mg, potasio 221 mg, azúcares 5 g

14.   Ensalada de calabaza y zanahoria horneadas

Beneficios: La calabaza ayuda a bajar su presión sanguínea y es extremadamente beneficial para su corazón. Las zanahorias son ricas en vitamina A, vitamina C, vitamina K, vitamina B8, ácido pantoténico, folato, potasio, hierro, cobre y manganeso.

Ingredientes:

- 200 g calabaza

- 100 g zanahoria

- 100 g queso feta

- 1 cucharada miel

- 30 g piñones

¿Cómo prepararlo? Cortar la calabaza y zanahoria en cubos, rociar con miel, y hornear hasta que estén blandas a 400°F. Cortar el queso feta en cubos pequeños. Combinar todos los ingredientes juntos y servir. Rinde 3 porciones.

Por Porción: 139 calorías, sodio 0 mg, potasio 221 mg, azúcares 5 g

15.   Ensalada de tomate cherry y granada

Beneficios: Los tomates cherry son una buena fuente de vitaminas y minerales esenciales para una buena salud. Las granadas se ha comprobado que tienen propiedades reductoras de la presión sanguínea.

Ingredientes:

- 150 g tomates cherry

- 1 granada mediana

- 1 cebolla morada mediana

- 50 g queso feta

¿Cómo prepararlo? Cortar los tomates cherry por la mitad, trozar la cebolla y queso feta y combinar con la granada. Rociar con jugo de limón (opcional) y servir. Rinde 3 porciones.

Por Porción: 101 calorías, sodio 190 mg, potasio 316 mg, azúcares 10 g

16.   Ensalada verde con salsa de palta cremosa

Beneficios: El brócoli es una muy buena fuente de fibra dietaria, vitamina B6, vitamina E, manganeso, vitamina B1, vitamina A, potasio y calcio. La palta, increíblemente nutritiva, y llena de potasio y otros minerales, es esencial para su dieta.

Ingredientes:

- 100 g brócoli

- 100 g frijoles

- espinaca (a gusto)

- 0.5 palta madura

- 50 g yogurt descremado

¿Cómo prepararlo? Hervir el brócoli por 15 minutos y cortarlo. Combinar con los frijoles y hojas de espinaca fresca. Poner la pulpa de la palta y yogurt en una procesadora y mezclar bien. Verter la salsa sobre la ensalada y rociar con jugo de limón o aceite de oliva (opcional). Rinde 2 porciones.

Por Porción: 184 calorías, sodio 59 mg, potasio 722 mg, azúcares 5 g

17. Hamburguesas de batata con espinaca y champiñones

Beneficios: Las batatas son una excelente fuente de vitamina A, vitamina C, manganeso, cobre, ácido pantoténico y potasio. La espinaca está repleta de proteína, fibra, vitaminas A, C, E y K, tiamina, vitamina B6, calcio, hierro, magnesio, fósforo y potasio.

Ingredientes:

- 100 g batata

- Espinaca

- 100 g champiñones

- 1 cebolla morada pequeña

- Aceite de oliva

- 60 g harina de trigo

¿Cómo prepararlo? Cortar finamente la cebolla y freír en aceite de oliva hasta que esté levemente marrón. Cortar los champiñones y agregar a las cebollas. Cocinar por 20 minutos a fuego lento agregado un poco de agua si es necesario. Agregar las hojas de espinaca y cocinar otros 5 minutos. Mientras tanto, hervir la batata y aplastarla con un poco de aceite de oliva. Combinar los champiñones, batata y harina de trigo. Formar las hamburguesas y cocinarlas en aceite de oliva hasta que estén listas de ambos lados. Rinde 5 hamburguesas.

Por Porción: 111 calorías, sodio 10 mg, potasio 228 mg, azúcares 1 g

18.   Sopa de maíz con frijoles blancos y coliflor

Beneficios: El maíz es una fuente rica en muchas vitaminas y minerales. Comiendo los frijoles blancos, ricos en fibra, puede disminuir los riesgos de tener cáncer y presión sanguínea alta.

Ingredientes:

- 100 g maíz dulce

- 50 g frijoles blancos

- 2 papas chica

- 100 g coliflor

- 50 ml leche baja en grasas

- 1 cebolla mediana

¿Cómo prepararlo? Pelar, cortar y hervir las papas hasta que estén listas. Agregar leche y dejar enfriar. Mientras tanto, freír la cebolla trozada en aceite de oliva con la coliflor desmenuzado por 15 minutos hasta que estén dorados. En una cacerola, combinar las papas con líquido, coliflor, frijoles cocidos y maíz dulce. Servir caliente.

Agregar un poco de queso bajo en grasas encima (opcional). Rinde 3 porciones.

Por Porción: 191 calorías, sodio 29 mg, potasio 1018 mg, azúcares 5.9 g

19.   Sandía grillada con granada, queso feta y naranja

Beneficios: La sandía es una fuente significante de vitaminas A, B6 y C, antioxidantes, aminoácidos y potasio. El queso feta provee vitaminas clave y minerales para su dieta.

Ingredientes:

- 100 g sandía

- 70 g queso feta

- 1 granada mediana

- 0.5 naranja mediana

¿Cómo prepararlo? Cortar la sandía (no olvidarse de remover las semillas), poner en una fuente de hornear y llevar al horno a modo grill. Cocinar la sandía hasta que esté levemente blanda en los lados. Cortar el queso feta en cubos y combinar con la naranja y granada en cubos. Agregar la sandía grillada y servir tan pronto como sea posible. Rinde 2 porciones.

Por Porción: 157 calorías, sodio 391 mg, potasio 277 mg, azúcares 15 g

20.   Sopa dietética rusa de repollo

Beneficios: Las papas son muy altas en potasio y, si se comen moderadamente, sólo tendrán un impacto positivo en su salud. Esta sopa es extremadamente baja en grasas y le ayudará a perder esos kilos extra e impulsará su metabolismo.

Ingredientes:

- 100 g repollo

- 100 g zanahorias

- 1 cebolla mediana

- 2 papas chica

- perejil y eneldo (a gusto)

¿Cómo prepararlo? Combinar las zanahorias ralladas y cebolla trozada en una sartén y freír por 10 minutos hasta que doren. Mientras tanto, cortar el repollo y papas en piezas medianas del mismo tamaño, y hervirlas. A medio camino (unos 15 minutos), agregar las zanahorias y dejar la sopa hervir a fuego medio por otros 15-20 minutos. Agregar el perejil y eneldo cortados. Rinde 3 porciones.

Por Porción: 101 calorías, sodio 14 mg, potasio 571 mg, azúcares 4 g

21.   Sopa de batata, zanahoria y calabaza con comino y cilantro

Beneficios: Esta sopa está llena de potasio y otros minerales reductores de la presión sanguínea.

Ingredientes:

- 1 batata mediana

- 2 zanahorias

- 100 g calabaza

- 1 cebolla morada mediana

- 100 ml leche baja en grasas (preferentemente leche de almendra)

- comino (a gusto)

- cilantro (a gusto)

¿Cómo prepararlo? Rallar la batata, zanahorias y calabaza en un bowl y mezclar bien. En una sartén, calentar 1 cucharada de aceite de oliva y freír la cebolla hasta que ablande. Agregar un poco de aceite de oliva y combinar con los vegetales rallados, comino y cilantro a gusto, y mezclar bien. Verter leche en la sartén lentamente mientras revuelve y dejar a fuego lento por 30 minutos. Apagar el fuego y dejar enfriar. Usando una procesadora, crear una consistencia suave y cremosa. Servir caliente, agregar las semillas de calabaza o coco rallado encima (opcional). Rinde 2 porciones.

Por Porción: 197 calorías, sodio 90 mg, potasio 726 mg, azúcares 12 g

22. Pizza de calabaza con costra de coliflor

Beneficios: La coliflor es una gran fuente de vitamina C, proteína, tiamina, riboflavina, niacina, magnesio, fósforo, fibra, vitamina B6, folato, ácido pantoténico, potasio y manganeso. Disfrute de su pizza sin tener que preocuparse por ganar peso.

Ingredientes:

- 100 g coliflor

- 1 cebolla morada grande

- 50 g calabaza

- 50 g puré de tomate

- albahaca (a gusto)

- 40 g harina de trigo

- 1 huevo pequeño

- 40 g queso bajo en grasa o mozzarella

¿Cómo prepararlo? Hervir la coliflor por 5 minutos a fuego medio y poner en una procesadora. Colar bien el líquido y esparcir en una toalla hasta que se seque. Batir un huevo y combinar con el coliflor y harina de trigo, amasar un poco y esparcir en papel manteca. Cocinar la salsa: mezclar la calabaza rallada con puré de tomates y cebolla cortada, y hervir a fuego lento por 15 minutos hasta que esté relativamente denso. Agregar la albahaca (opcional). Esparcir la salsa sobre la masa, agregar el queso rallado bajo en grasa o mozzarella encima, y cocinar por 30 minutos a 425°F.

Para la pizza entera: 377 calorías, sodio 354 mg, potasio 1151 mg, azúcares 14 g

23.   Ensalada liviana de remolacha y naranja

Beneficios: Las remolachas son altas en vitamina C, fibra que impulsan el sistema inmune, y minerales esenciales como el potasio y manganeso. Las naranjas son una excelente fuente de vitamina C, fibra dietaria, vitamina A, calcio, cobre y potasio.

Ingredientes:

- 1 remolacha mediana

- 1 naranja mediana

- 40 g piñones

- espinaca

- 30 g yogurt descremado

¿Cómo prepararlo? Hervir las remolachas y cortar en cubos. Cortar las naranjas. Mezclar todos los ingredientes. Rociar con yogurt y servir. Rinde 3 porciones.

Por Porción: 143 calorías, sodio 43 mg, potasio 390 mg, azúcares 8 g

24. Puré de papas con salsa de champiñones liviana

Beneficios: Los champiñones también son una buena fuente de selenio (un mineral antioxidante), como así también cobre, niacina, potasio y fósforo. Adicionalmente, los champiñones proveen proteína, vitamina C y hierro. Combinados con puré de papas crean un sabor cremoso clásico.

Ingredientes:

- 2 papas medianas

- 100 g champiñones

- 100g yogurt descremado

- 30 g queso bajo en grasa

¿Cómo prepararlo? Lavar las papas, pero no pelarlas. Cocinar por 30 minutos o hasta que ablanden a 400°F. Mientras tanto, trozar los champiñones y freír en aceite de oliva por 20 minutos. Dejar enfriar las papas, cortar al medio y remover el contenido. Hacerlo puré y combinar con yogurt y champiñones. Rellenar las papas nuevamente, poner queso rallado encima y cocinar por otros 5 minutos. Rinde 2 porciones.

Por Porción: 143 calorías, sodio 43 mg, potasio 390 mg, azúcares 8 g

25.   Pastel de champiñones y zanahoria

Beneficios: Esta receta es una gran alternativa al usual pastel repleto de grasa, sin perder sabor, y permanece siendo un gran ejemplo de comida confortante.

Ingredientes:

- 100 g champiñones

- 100g zanahorias

- 50 g papas

- 40 g yogurt descremado

- 30 g queso bajo en grasa

- 1 cebolla morada mediana

¿Cómo prepararlo? Combinar la zanahoria rallada, champiñones trozadas y cebolla en una cacerola y freírlos por 20 minutos a fuego lento, agregando agua si es necesario. Mientras tanto, hervir las papas y hacerlas puré con yogurt. Poner los champiñones en el fondo de una fuente de hornear, luego cubrir con las papas y agregar el queso rallado encima. Hornear por 30 minutos a 400°F.

Rinde 2 porciones.

Por Porción: 98calorías, sodio 113 mg, potasio 511 mg, azúcares 6 g

26.   Ensalada de palta, zanahoria y naranja con espinaca y queso feta

Beneficios: Esta receta combina todas las mejores comidas para bajar su presión sanguínea y es muy beneficial para su salud digestiva y corazón.

Ingredientes:

- 1 palta madura

- 100g zanahorias

- 100 g naranja

- espinaca

- 100 g queso feta

- 1 cucharada miel

¿Cómo prepararlo? Cortar las zanahorias en anillos, rociar con miel y freír en aceite de oliva hasta que doren. Cortar la palta, naranjas y queso feta en cubos. Combinar todos los ingredientes y servir. Rinde 3 porciones.

Por Porción: 260 calorías, sodio 399 mg, potasio 456 mg, azúcares 9 g

27.   Hojas de repollo rellenas

Beneficios: El arroz negro, una súper comida que está ganando popularidad estos días, es muy beneficioso para su salud inmune y es una alternativa baja en calorías al arroz normal. Las pasas son una gran fuente de vitamina B, hierro y potasio.

Ingredientes:

- 3 hojas de repollo enteras medianas

- 100 g arroz negro

- 100 g basmati rice

- 50 g pasas

- polvo de curry (a gusto)

- cúrcuma (a gusto)

¿Cómo prepararlo? Hervir las hojas de repollo hasta que ablanden. Mientras tanto, cocinar ambos tipos de arroz de acuerdo a las indicaciones del paquete. Agregar el polvo de curry y cúrcuma, combinar con las pasas y poner la mezcla dentro de cara hoja de repollo. Servir caliente. Rinde 3 porciones.

Por Porción: 230 calorías, sodio 9 mg, potasio 227 mg, azúcares 10 g

28. Quínoa primavera

Beneficios: Una gran alternativa a una pasta tradicional española, repleta de nutrientes saludables, baja en calorías y alta en proteínas.

Ingredientes:

- 100 g quínoa

- 100 g brócoli

- 50 g peas

- 100 g tomates cherry

- 1 zanahoria pequeña

¿Cómo prepararlo? Cortar todos los vegetales y poner en una cacerola. Agregar aceite de oliva y freír por 5 minutos. Lavar bien la quínoa y poner en la cacerola. Cubrir con agua y hervir hasta que el líquido se haya absorbido. Rinde 3 porciones.

Por Porción: 160 calorías, sodio 26 mg, potasio 466 mg, azúcares 3 g

29.   Berenjenas horneadas en salsa de tomate

Beneficios: Las remolachas son una fuente excelente de fibra dietaria, vitaminas B1 y B6, potasio y varios minerales. Los tomates están repletos de vitamina C, biotina, molibdeno, y vitamina K, cobre, potasio, manganeso, vitamina A, folato, niacina, vitamina E y fósforo.

Ingredientes:

- 1 berenjenas medianas

- 2 tomates grandes

- 1 pimiento mediano

- 50 g aceitunas

- 1 cebolla morada mediana

- 50 g mozzarella

- albahaca (a gusto)

- romero (a gusto)

¿Cómo prepararlo? Cortar finamente la cebolla y freír hasta que dore. Agregar los tomates, pimiento, aceitunas y especias. Hervir a fuego lento por 15 minutos. Mientras tanto, cortar la berenjena y cubrir con agua con sal. Dejar reposar hasta que la salsa esté lista. Poner la berenjena en una fuente de hornear y cubrir con la salsa. Poner mozzarella encima y cocinar por 40 minutos a 400°F. Rinde 3 porciones.

Por Porción: 140 calorías, sodio 254 mg, potasio 380 mg, azúcares 5 g

30. Frijoles Horneados

Beneficios: Manzanas, zanahorias y tomates: las tres mejores comidas para perder peso juntas. Los frijoles son una gran fuente de fibra y son considerados como unas de las comidas más saludables.

Ingredientes:

- 100 g manzanas

- 100 g zanahorias

- 1 lata de frijoles rojos

- 100 g puré de tomate

- romero (a gusto)

- orégano (a gusto)

¿Cómo prepararlo? Rallar las manzanas y zanahorias, y mezclar. Combinar la mezcla rallada, puré de tomate y frijoles. Agregar romero y orégano, y hornear por 20 minutos a 400°F. Rinde 3 porciones.

Por Porción: 250 calorías, sodio 40 mg, potasio 1122 mg, azúcares 8 g

31.   Coliflor al curry

Beneficios: El curry, además de tener un sabor único que va bien literalmente con cualquier vegetal, es también un gran impulsador de la salud inmune. La coliflor es perfecta para perder peso y para mejorar la salud digestiva.

Ingredientes:

- 200 g coliflor

- curry (a gusto)

- 2 cucharada jugo de limón

- cilantro (a gusto)

¿Cómo prepararlo? Cortar o desmenuzar la coliflor, rociar con aceite de oliva y jugo de limón, agregar polvo de curry y cilantro, y hornear por 20 minutos a 400°F. Rinde 2 porciones.

Por Porción: 110 calorías, sodio 33 mg, potasio 380 mg, azúcares 2 g

32.   Hamburguesas de frijoles y calabacín

Beneficios: El calabacín tiene un alto contenido de vitamina A, magnesio, folato, potasio, cobre y proteína. La harina de trigo es una gran substitución de la harina, es baja en calorías y también beneficial para la salud.

Ingredientes:

- 1 calabacín mediano

- 1 lata de frijoles negros

- 1 cebolla morada mediana

- chili (a gusto)

- comino (a gusto)

- 50 g harina de trigo

¿Cómo prepararlo? Cortar la cebolla y freír en aceite de oliva hasta que dore, agregar el polvo de chile y comino. Rallar el calabacín y poner en una procesadora con los frijoles y cebolla. Mezclar bien, agregar harina de trigo y formar las hamburguesas. Freír en ambos lados hasta que esté crujiente. Rinde 6 hamburguesas.

Por Porción: 151 calorías, sodio 7 mg, potasio 460 mg, azúcares 2 g

33. Papas horneadas con polenta y romero

Beneficios: La polenta es una comida baja en carbohidratos y rica en vitamina A y C, y también tiene beneficios en la prevención de cáncer y enfermedad cardíaca.

Ingredientes:

- 4 papas chicas

- 50 g polenta

- romero

- 50 g yogurt descremado

¿Cómo prepararlo? Lavar las papas y pelar. Hacer una capa: mezclar la polenta con el yogurt y romero. Cubrir las papas con la cubierta y hornear por 30 minutos a 400°F. Rinde 4 porciones.

Por Porción: 89 calorías, sodio 12 mg, potasio 233 mg, azúcares 1.5 g

34.   Ensalada de batata, frijoles y palta

Beneficios: Esta receta es la mejor opción si está buscando algo repleto de proteínas y fibra.

Ingredientes:

- 1 batata mediana

- 1 palta madura

- 1 lata de frijoles negros

- 1 cucharada jugo de limón

- cilantro

- perejil

¿Cómo prepararlo? Pelar la batata y cortar en cubos. Hornear hasta que esté blanda. Mientras tanto, combinar la palta aplastada, frijoles, cilantro y perejil. Agregar la batata y mezclar bien. Rociar con jugo de limón y servir levemente caliente. Rinde 3 porciones.

Por Porción: 172 calorías, sodio 19 mg, potasio 512 mg, azúcares 3 g

35.   Arroz picante con zanahoria

Beneficios: Esta receta baja en grasas es la mejor opción para causar una buena impresión en sus familiares y amigos. Los anacardos agregan un montón de beneficios: están repletos de cobre, manganeso, magnesio, fósforo, hierro, selenio y vitamina B6.

Ingredientes:

- 100 g arroz marrón o arroz negro

- 2 zanahoria pequeñas

- 1 cebolla morada mediana

- 1 tomate mediano

- 30 g anacardos

- cilantro

¿Cómo prepararlo? Cortar la cebolla y tomate, rallar las zanahorias, agregar cilantro, y freír por 15 minutos a fuego bajo. Mientras tanto, cocinar el arroz como se indique en el paquete. Combinar la salsa de vegetales, arroz y anacardos desmenuzados. Servir inmediatamente. Rinde 4 porciones.

Por Porción: 160 calorías, sodio 22 mg, potasio 302 mg, azúcares 3 g

36.   Quínoa con ananá, maíz y curry

Beneficios: El ananá es una gran fuente de potasio, cobre, manganeso, calcio, magnesio, vitamina C, beta-carotenos, tiamina, vitamina B6 y folato. El maíz se convertirá en su comida dulce favorita en su nueva dieta saludable.

Ingredientes:

- 80 g quínoa

- 100 g ananá

- 1 can maíz dulce

- polvo de curry

¿Cómo prepararlo? Cocinar la quínoa de acuerdo a las indicaciones del paquete. Cortar el ananá, agregar el maíz y polvo de curry. Combinar la mezcla con la quínoa cocida y servir frío. Rinde 3 porciones.

Por Porción: 156 calorías, sodio 2 mg, potasio 306 mg, azúcares 5 g

37.   Calabacín horneado con champiñones y piñones

Beneficios: Los piñones contienen nutrientes que ayudan a impulsar la energía, y también son una buena fuente de magnesio.

Ingredientes:

- 1 calabacín mediano

- 100 g champiñones

- 40 g piñones

- 2 cucharada Aceite de oliva

- 1 cucharada polvo de ajo

¿Cómo prepararlo? Cortar el calabacín en anillos, las cebollas en cubo, agregar polvo de ajo y piñones. Rociar con aceite de oliva y hornear por 30 minutos a 375°F. Rinde 3 porciones.

Por Porción: 197 calorías, sodio 9 mg, potasio 388 mg, azúcares 3 g

38.   Pudín de batata con frutos secos

Beneficios: La batata es alta en proteína y tiene un gran sabor que va bien en recetas dulces y saladas. Las nueces están repletas de potasio y magnesio, minerales esenciales para bajar su presión sanguínea.

Ingredientes:

- 1 batata mediana

- 1 taza leche de coco o leche baja en grasas

- 1 cucharada miel

- 50 g frutos secos (nueces, pistachos, avellanas etc.)

¿Cómo prepararlo? Hervir la batata y poner en una procesadora, verter la leche de coco y miel. Agregar los frutos secos y mezclar bien. Distribuir la mezcla entre 3 tazas y dejar en el refrigerador por la noche.

Por Porción: 208 calorías, sodio 162 mg, potasio 416 mg, azúcares 12 g

39.   Tortillas de trigo con cebolla de verdeo

Beneficios: La cebolla de verdeo es alta en vitamina C, vitamina B2, tiamina, vitamina A, vitamina K, cobre, fósforo, magnesio, potasio, cromo, manganeso y fibra. Impulsan la inmunidad y ayudan a prevenir muchas enfermedades como la cardíaca.

Ingredientes:

- 30 g cebolla de verdeo

- 50 g harina de trigo

- 1 huevo

- cilantro

- perejil

- eneldo

¿Cómo prepararlo? Cortar la cebolla de verdeo finamente, combinar con cilantro, perejil y eneldo. Mezclar un huevo con la harina de trigo y cebolla. Freír en ambos lados. Rinde 4 tortillas.

Por Porción: 60 calorías, sodio 18 mg, potasio 108 mg, azúcares 0.6 g

40. Risotto con cerezas, arándanos y coco

Beneficios: Las cerezas contienen fibra, vitamina C, carotenoides, ayudan a prevenir cáncer e infartos, y son también muy buenas para perder peso. Los arándanos agrios son una muy buena fuente de vitamina C, fibra dietaria, manganeso, vitamina E, vitamina K, cobre y ácido pantoténico.

Ingredientes:

- 100 g rice

- 100 ml leche baja en grasas o leche de coco

- 50 g cerezas

- 30 g arándanos acaramelados

- coco rallado (a gusto)

- hojuelas de almendra (opcional)

- 2 cucharada miel

¿Cómo prepararlo? Hervir la leche y agregar el arroz, revolviendo constantemente. Cocinar el arroz a fuego lento hasta que la mezcla parezca la de arroz con leche. Agregar los arándanos y miel. Mezclar bien. Rociar con coco rallado y hojuelas de almendra. Rinde 3 porciones.

Por Porción: 198 calorías, sodio 20 mg, potasio 115 mg, azúcares 14 g

41.   Sopa de manzanas y apio

Beneficios: El apio es muy rico en vitamina K, folato, vitamina A, potasio, vitamina C y fibra dietaria. Esta sopa jugosa y liviana es baja en calorías y grasa.

Ingredientes:

- 100 g apio

- 2 manzanas medianas

- 100 ml vegetable stock

- 1 cebolla mediana

- 2 cucharada Aceite de oliva

¿Cómo prepararlo? Calentar dos cucharadas de aceite de oliva en una sartén mediana, agregar la cebolla cortada finamente y freír hasta que esté dorada. Agregar la manzana rallada y apio. Verter en caldo de vegetales y 50 ml de agua. Cocinar a fuego lento por 30 minutos. Rinde 3 porciones.

Por Porción: 163 calorías, sodio 29 mg, potasio 270 mg, azúcares 15 g

42.   Sopa de remolacha y zanahoria

Beneficios: Las remolachas pueden mejorar la digestión y bajar la presión sanguínea. Esta sopa está repleta de vegetales básicos baratos que van bien juntos y son esenciales para perder peso.

Ingredientes:

- 1 remolacha mediana

- 2 zanahorias medianas

- 1 papa gigante

- 100 ml vegetable stock

- 1 calabacín pequeño

- 1 tomate mediano

Ingredientes: Lavar y pelar la remolacha, zanahorias, calabacín y papas. Agregar los tomates trozados y cubrir con caldo vegetal y 200ml de agua. Hervir y cocinar a fuego lento por 40 minutos. Servir caliente. Rinde 4 porciones.

Por Porción:74 calorías, sodio 61 mg, potasio 556 mg, azúcares 7 g

43. Shakshuka de trigo

Beneficios: El trigo y la salsa de tomate van muy bien juntos y crean un sabor único de este plato del medio este.

Ingredientes:

* 150 g puré de tomate

* 2 huevos pequeños

* 50 g trigo

* 1 cebolla morada mediana

* perejil

* eneldo

* comino

* pimentón rojo

¿Cómo prepararlo? Cortar la cebolla y freír en aceite de oliva hasta que dore. Agregar el puré de tomate y dejar hervir a fuego lento por 10 minutos, añadiendo gradualmente las especias. Romper dos huevos en la salsa y no revolver. Cubrir con una tapa y dejar en la hornalla hasta que los huevos estén listos. Mientras tanto, cocinar su trigo en agua ligeramente salada, de acuerdo a las instrucciones del paquete. Servir dos platos. Rinde 2 porciones.

Por Porción:103 calorías, sodio 75 mg, potasio 459 mg, azúcares 6 g

44.   Hortalizas de verano al horno

Beneficios: Los pimientos, como los tomates, están repletos de nutrientes saludables, tienen propiedades anticancerígenas y para bajar la presión.

Ingredientes:

- 100 g tomates cherry

- 100 g tomates cherry amarillos

- 2 cebollas moradas medianas

- 1 pimiento amarillo pequeño

¿Cómo prepararlo? Cortar las cebollas en piezas grandes, trozar el pimiento y cortar los tomates cherry por la mitad. Combinar juntos y rociar con aceite de oliva. Hornear por 30 minutos a 400°F. Rinde 3 porciones.

Por Porción: 49 calorías, sodio 7 mg, potasio 317 mg, azúcares 6 g

45. Espinaca, brócoli y lentejas

Beneficios: Combinando los dos mejores verdes (brócoli y espinaca) con lentejas, es una buena opción. Las lentejas son una excelente fuente de molibdeno, folato, fibra dietaria, cobre, fósforo, manganeso, hierro, proteína, vitamina B1, ácido pantoténico, zinc, potasio y vitamina B6.

Ingredientes:

- 100 g brócoli

- hojas de espinaca fresca

- 50 g lentejas rojas

- 30 g queso bajo en grasa

¿Cómo prepararlo? Cortar las hojas de espinaca, el brócoli, y agregar las lentejas. Poner la mezcla en una cacerola, cubriendo con agua. Cocinar a fuego lento hasta que todo el líquido se haya incorporado y las lentejas estén listas. Rociar con queso rallado bajo en grasas. Rinde 2 porciones.

Por Porción: 132 calorías, sodio 114 mg, potasio 435 mg, azúcares 1 g

46.   Pesto de pistachos y palta

Beneficios: Los pistachos contienen nutrientes como los carbohidratos, proteínas, grasas, fibra dietaria, fósforo, potasio, tiamina, vitamina B6, beta-carotenos, calcio, hierro, magnesio, etc. Este pesto puede ser llamado la mejor fuente saludable de proteína.

Ingredientes:

- 1 palta madura

- 30 g hojas de albahaca

- 40 g pistachos

- 2 cucharadas Aceite de oliva

¿Cómo prepararlo? Mezclar todos los ingredientes en una procesadora. Servir con puré de papas o sobre una tostada.

Total (300 g): 870 calorías, sodio 277 mg, potasio 1477 mg, azúcares 4 g

47.   Ensalada de frutas de verano

Beneficios: Las manzanas, melones, arándanos y kiwis son todos grandes fuentes de potasio y otros nutrientes esenciales y saludables.

Ingredientes:

- 3 manzanas medianas

- 100 g arándanos

- 2 kiwis maduros

- 150 g melón

¿Cómo prepararlo? Cortar todos los ingredientes y mezclarlos juntos. Rinde 5 porciones.

Por Porción: 97 calorías, sodio 7 mg, potasio 307 mg, azúcares 18 g

JUGOS

1.   Poder de Banana (4 personas)

Ingredientes:

- 2 bananas en rodajas

- 2 tazas de jugo de naranja

- 4 cucharadas de miel natural

- 4 cucharadas de polvo de linaza

- 8 cubos de hielo

- 4 huevos

- 1 cucharada de jugo de limón

Procedimiento: Mezclar la banana y el jugo de naranja en una licuadora, por 30 segundos. Añadir el azúcar, polvo de linaza, cubos de hielo, y mezclar 50 segundos más. Agregar el huevo y volver a mezclar. Servir en 2 vasos largos y verter el jugo de limón encima.

Factores Nutricionales: Energía 298 kcal, Grasas totales 0 g, colesterol 0 mg, carbohidratos 26 g y fibra 5 g.

2.   Jugo de Palta y Mango (2 personas)

Ingredientes:

- 1 taza de mango en rodajas

- 1/2 taza de palta en cubos

- 2 cucharadas de miel

- 1/2 taza de yogurt natural

- 1/2 taza de té verde

Procedimiento: Poner las frutas en la nevera por 10 minutos. Mezclar en una licuadora hasta que esté cremoso. Añadir agua si quiere una mezcla más líquida. Servir inmediatamente.

Factores Nutricionales: Energía 243 kcal, Grasas totales 3 g, colesterol 7 mg, carbohidratos 69 g y fibra 10 g.

3.   Jugo de Aloe Vera y Papaya (2 personas)

Ingredientes:

- 1 hoja de aloe vera

- 1 taza de papaya en cubos

- 2 cucharadas de miel

- 1/2 taza de agua

- 1/2 taza de cubos de hielo

Procedimiento: Cortar la base, parte inferior y punta de la hoja de aloe vera. Dejar reposar en agua por 48 horas. Cortar la piel y remover el interior. En una licuadora, mezclar la papaya, un cuarto de taza de pulpa de aloe vera, miel, agua y hielo.

Factores Nutricionales: Energía 142 kcal, Grasas totales 0 g, colesterol 0 mg, carbohidratos 34 g y fibra 2 g.

4.   Batido de Camu Camu (6 personas)

Ingredientes:

-3 cucharadas de polvo de camu camu or 1 taza de camu camu en cubos

- 1 taza de agua

- 2 tazas de papaya en cubos

- 2 tazas de frutillas

- 1/2 taza de cubos de hielo

- 2 cucharadas de miel natural

Procedimiento: En una licuadora, mezclar el camu camu, frutillas y hielo. Agregar la miel y mezclar. Servir en 4 vasos. Puede combinar este batido con panqueques de avena.

Factores Nutricionales: Energía 100 kcal, Grasas totales 0 g, colesterol 0 mg, carbohidratos 22 g y fibra 3 g.

5.   Batido de Fenogreco (2 personas)

Ingredientes:

- 1/4 taza de polvo de semillas de fenogreco

- 1 taza de papaya en cubos

- 1/2 taza de té verde

- 1/2 taza de leche sin lactosa

- 2 cucharadas de semillas de sésamo

- 2 cucharadas de miel

Procedimiento: Mezclar todo en la licuadora hasta obtener una mezcla cremosa. Añadir agua progresivamente si la quiere más líquida. Servir en vasos grandes.

Factores Nutricionales: Energía 245 kcal, Grasas totales 0 g, colesterol 0 mg, carbohidratos 46 g y fibra 8 g.

6.   Batido Tropical de Melón (4 personas)

Ingredientes:

- 3 tazas de papaya en cubos

- 1 taza de mango en cubos

- 1 taza de sandía en cubos

- 2 tazas de yogurt natural

- 1 ½ tazas de ananá en cubos

- 1 taza de cubos de hielo

- 2 cucharadas de polvo de linaza

Procedimiento: Mezclar todos los ingredientes en una licuadora hasta que esté cremoso. Usar media taza de agua si está muy denso. Servir en vasos altos.

Factores Nutricionales: Energía 194 kcal, Grasas totales 4 g, colesterol 7 mg, carbohidratos 35 g y fibra 5 g.

7.   Jugo Sin Toxinas (4 personas)

Ingredientes:

- 6 frutillas en cubos

- 4 ciruelas en trozos

- 2 almendras

- jugo de 1/2 limón

- 2 cucharadas de remolacha cruda

- 2 cucharadas de zanahorias ralladas

- 1 manzana en cubos sin piel

- 1 taza de té verde

Procedimiento: Mezclar todos los ingredientes en una licuadora hasta que esté cremoso. Usar media taza de agua si está muy denso. Servir en vasos altos.

Factores Nutricionales: Energía 162 kcal, Grasas totales 3 g, colesterol 8 mg, carbohidratos 64 g y fibra 2 g.

8.   Mago y Coco (3 personas)

Ingredientes:

- 2 tazas de jugo de coco

- 1 ½ taza de mango en cubos

Procedimiento: Puede obtener jugo de coco al cortar la parte superior del coco hasta romper la costra. También puede usar 20ml de esencia de coco en 2 tazas de agua. En una licuadora, mezclar el jugo de coco y mango. Evitar usar miel porque el mango es dulce. Servir en 2 vasos altos.

Factores Nutricionales: Energía 149 kcal, Grasas totales 1 g, colesterol 0 mg, carbohidratos 35 g y fibra 3 g.

9. Batido de Frutilla y Naranja (4 personas)

Ingredientes:

- 1 taza de yogurt natural

- 1 banana

- 1 taza de jugo de naranja

- 8 frutillas

Procedimiento: Remover la parte verde de las frutillas y lavarlas. Mezclar todos los ingredientes en una licuadora hasta que esté cremoso. Servir en vasos altos.

Factores Nutricionales: Energía 213 kcal, Grasas totales 0 g, colesterol 0 mg, carbohidratos 38 g y fibra 3 g.

10.   Batido de Menta (3 personas)

Ingredientes:

- 1/2 banana

- 1/2 taza de frutillas

- 1/2 taza de jugo de naranja

- 2 hojas de menta

- 1 taza de té verde

Procedimiento: Mezclar todos los ingredientes en una licuadora hasta que esté cremoso. Usar media taza de agua si está muy denso. Servir en vasos altos.

Factores Nutricionales: Energía 232 kcal, Grasas totales 10 g, colesterol 19 mg, carbohidratos 46 g y fibra 4 g.

11.   Batido de Durazno (4 personas)

Ingredientes:

- 2 tazas de durazno en cubos

- 1 taza de yogurt natural

- 1/3 taza de ananá en cubos

-1/4 taza de agua

Procedimiento: Mezclar todos los ingredientes en una licuadora hasta que esté cremoso. Usar media taza de agua si está muy denso. Servir en vasos altos.

Factores Nutricionales: Energía 206 kcal, Grasas totales 11 g, colesterol 6 mg, carbohidratos 54 g y fibra 7 g.

12. Fantasía de Fenogreco (2 personas)

Ingredientes:

- 2 tazas de jugo de fenogreco

- 1 taza de hojas de perejil en trozos

- 2 cucharadas de semillas de sésamo

- 1 cucharada de polvo de linaza

- 2 cucharadas de miel

Procedimiento: El jugo de fenogreco es el agua de las semillas hervidas. Hervir 4 tazas de semillas en ½ litro de agua. Luego, mezclar todo en la licuadora hasta obtener una mezcla cremosa. Añadir agua progresivamente si la quiere más líquida. Servir en vasos grandes.

Factores Nutricionales: Energía 222 kcal, Grasas totales 0 g, colesterol 0 mg, carbohidratos 48 g y fibra 6 g.

13.   Coco y Limón (5 personas)

Ingredientes:

- 3/4 taza de jugo de limón

- 4 cucharadas de miel natural

- 1 taza de crema de coco

- 6 cubos de hielo

- 1/2 taza de coco en rodajas

- 1 limón rallado

Procedimiento: En una licuadora, mezclar 1 litro de agua, jugo de limón, miel, crema de coco y hielo. Servir y decorar con el coco y limón rallado.

Factores Nutricionales: Energía 234 kcal, Grasas totales 9 g, colesterol 16 mg, carbohidratos 54 g y fibra 4 g.

14. Mango Delicioso (4 personas)

Ingredientes:

- 2 tazas de sandía en rodajas

- 2 bananas en rodajas

- 1 mango en cubos

- 1 taza de yogurt natural

- 1 cucharadas de miel natural

- 1 taza de cubos de hielo

Procedimiento: En una licuadora, mezclar la sandía, bananas y mango. Agregar el yogurt gradualmente hasta que esté cremoso. Puede añadir ½ taza de agua. Agregar los cubos de hielo y mezclar nuevamente. Servir en vasos altos.

Factores Nutricionales: Energía 256 kcal, Grasas totales 4 g, colesterol 8 mg, carbohidratos 68 g y fibra 4 g.

15. Batido de Almendras (2 personas)

Ingredientes:

- 1 taza de yogurt natural

- 1 cucharada de maníes (sin sal)

- 2 cucharadas de avena tostada

- 1 cucharada de semillas de sésamo tostadas

- 1 cucharada de almendras

- 2 cucharadas de miel natural

Procedimiento: En una licuadora, verter la leche de almendra, germen de trigo, avena, sésamo y almendras. Decorar con miel y servir inmediatamente.

Factores Nutricionales: Energía 259 kcal, Grasas totales 9 g, colesterol 14 mg, carbohidratos 32 g y fibra 7 g.

16.   Jugo de Arándanos Agrios (1 persona)

Ingredientes:

- 1 taza de jugo de arándanos orgánico (250 ml)

- 1/2 taza de agua

- 1 cucharada de aceite de oliva

- 2 cucharadas de miel natural

Procedimiento: Poner todos los ingredientes en una licuadora y mezclar hasta que esté cremoso. Es recomendable tomarlo cada día antes del desayuno.

Factores Nutricionales: Energía 198 kcal, Grasas totales 1 g, colesterol 1 mg, carbohidratos 43 g y fibra 4 g.

17.   Jugo de Sandía (2 personas)

Ingredientes:

- 4 tazas de sandía fresca

- 3 cucharadas de hojas de perejil fresco

- 1 cucharada de miel natural

Procedimiento: Trozar las hojas de perejil. Poner la sandía en la licuadora y pulsar hasta que esté líquido. Añadir la miel. Servir en vasos altos y decorar con albahaca.

Factores Nutricionales: Energía 187 kcal, Grasas totales 0 g, colesterol 0 mg, carbohidratos 46 g y fibra 5 g.

18.   Jugo de Perejil (2 personas)

Ingredientes:

- 1 taza de perejil fresco

- 1 manzana verde

- jugo de 1/2 limón

- 1/2 cucharada de jengibre rallado

- 1 taza de agua

Procedimiento: Trozar el perejil y manzana. Introducir los ingredientes en la licuadora y mezclar. Colar el jugo. Servir en vasos grandes. Beber antes del desayuno.

Factores Nutricionales: Energía 222 kcal, Grasas totales 4 g, colesterol 0 mg, carbohidratos 57 g y fibra 5 g.

19. Jugo de Limón (2 personas)

Ingredientes:

- 8 limones

- 2 Vasos de agua

- 2 cucharadas de vinagre de manzana (30 ml)

Procedimiento: Exprimir el jugo de los limones y mezclar con el agua y vinagre. Para limpiar su cuerpo y riñones, tome el jugo durante las mañanas, por al menos 1 semana.

Factores Nutricionales: Energía 159 kcal, Grasas totales 0 g, colesterol 0 mg, carbohidratos 32 g y fibra 2 g.

20. Batido de Fenogreco y Leche (2 personas)

Ingredientes:

- 1 taza de jugo de fenogreco

- 1 taza de leche de almendra sin lactosa

- 1/4 taza de almendras trozadas

- 2 pasas de uva en rodajas

- 2 cucharadas de miel

Procedimiento: Mezclar todo en la licuadora hasta obtener una mezcla cremosa. Añadir agua progresivamente si la quiere más líquida. Servir en vasos grandes.

Factores Nutricionales: Energía 228 kcal, Grasas totales 9 g, colesterol 28 mg, carbohidratos 46 g y fibra 7 g.

21. Jugo de Apio y Manzana (2 personas)

Ingredientes:

- 2 tallo de apio, con hojas

- 3 manzanas

- 1 cucharada de menta fresca

- 2 cucharadas de miel

- 1/2 taza de agua

Procedimiento: Cortar el apio, manzanas y menta. Poner todo en una licuadora, y mezclar hasta que esté cremoso. Si lo quiere más líquido, añadir agua gradualmente. Colar el jugo y servir.

Factores Nutricionales: Energía 215 kcal, Grasas totales 0 g, colesterol 0 mg, carbohidratos 58 g y fibra 3 g.

22.   Jugo de Zanahorias y Apio (1 persona)

Ingredientes:

- 3 zanahorias grandes

- 3 tallos de apio

- 1 taza de agua

Procedimiento: Lavar las zanahorias y apio. Pelarlas y cortarlas en rodajas. Trozar el apio. Poner los ingredientes en una licuadora y mezclar. Servir en vasos altos.

Factores Nutricionales: Energía 154 kcal, Grasas totales 0 g, colesterol 0 mg, carbohidratos 27 g y fibra 4 g.

23.   Jugo de Pepino y Perejil (2 personas)

Ingredientes:

- 1/2 pepino

- 100 gr de perejil

- 1 taza de agua

Procedimiento: Lavar el pepino y perejil. Cortar el pepino en rodajas y picar el perejil. Poner todo en una licuadora y mezclar. Colar y servir.

Factores Nutricionales: Energía 176 kcal, Grasas totales 0 g, colesterol 0 mg, carbohidratos 35 g y fibra 2 g.

24.   Jugo de Uva (2 personas)

Ingredientes:

- 250 g de uvas rojas

- 1 taza de agua

- 1/2 cucharada de menta

- 2 cucharadas de miel

Procedimiento: Lavar las uvas. Pelarlas y cortarlas por la mitad. Remover las semillas. Poner todo en una licuadora y mezclar. Servir inmediatamente.

Factores Nutricionales: Energía 165 kcal, Grasas totales 0 g, colesterol 0 mg, carbohidratos 36 g y fibra 4 g.

25. Jugo de Sandía y Limón (2 personas)

Ingredientes:

- 4 tazas de sandía fresca en cubos

- 4 cucharadas de jugo de limón

- 1/2 taza de agua

- 2 cucharadas de miel

Procedimiento: Mezclar todo en una licuadora hasta que esté cremoso. Mezclar con miel y pulsar nuevamente. Servir en vasos altos.

Factores Nutricionales: Energía 175 kcal, Grasas totales 0 g, colesterol 0 mg, carbohidratos 28 g y fibra 3 g.

26.   Jugo de Sandía y Apio (2 personas)

Ingredientes:

- 3 tazas de sandía

- 3 tallos de apio

- 2 cucharadas de miel natural

- 1 taza de agua

Procedimiento: Lavar el apio. Pelar la sandía y cortarla en rodajas. Picar el apio. Mezclar todo con el agua en una licuadora y pulsar. Colar y servir en vasos altos.

Factores Nutricionales: Energía 176 kcal, Grasas totales 0 g, colesterol 0 mg, carbohidratos 31 g y fibra 2 g.

27. Jugo Limpiador de Cuerpo (2 personas)

Ingredientes:

- 1/2 repollo

- 1 zanahoria

- 2 tallos de apio

- 1/2 taza de frijoles germinados

- 1 taza de ananá

- 1 taza de agua

Procedimiento: Mezclar todo en una licuadora y añadir agua progresivamente. Una vez que esté cremoso, colar el jugo. Servir.

Factores Nutricionales: Energía 232 kcal, Grasas totales 2 g, colesterol 2 mg, carbohidratos 47 g y fibra 6 g.

28.   Jugo de Acaí (2 personas)

Ingredientes:

- 1/2 taza de jugo de naranja

- 1 banana en rodajas

- 1 mango en rodajas

- 1 taza de pulpa de acaí

- 1 taza de agua

- 2 cucharadas de miel natural

Procedimiento: Mezclar todo en una licuadora y añadir agua progresivamente de acuerdo a la consistencia que desee. Una vez que esté cremoso, servir.

Factores Nutricionales: Energía 276 kcal, Grasas totales 10 g, colesterol 9 mg, carbohidratos 64 g y fibra 5 g.

29. Jugo Especial Para la Presión Sanguínea (2 personas)

Ingredientes:

- 4 zanahorias

- 2 manzanas

- 1 pieza de jengibre (5 cm)

- 1/2 taza de jugo de coco

- 1 taza de agua

Procedimiento: Lavar todos los ingredientes. Pelar las zanahorias y jengibre. Trozar las zanahorias y manzana. Mezclar en una licuadora. Servir inmediatamente.

Factores Nutricionales: Energía 245 kcal, Grasas totales 4 g, colesterol 7 mg, carbohidratos 43 g y fibra 4 g.

30. Jugo de Fenogreco y Papaya (2 personas)

Ingredientes:

- 1 taza de jugo de fenogreco

- 1 taza de papaya en cubos

- 1 taza de té verde

- 2 cucharadas de semillas de sésamo

- 2 cucharadas de miel

Procedimiento: Considere que el jugo de fenogreco se obtiene de hervir las semillas en ½ litro de agua. El agua que obtenga es el jugo. Mezclar todo en una licuadora y pulsar. Añadir agua si quiere una mezcla más líquida. Servir inmediatamente.

Factores Nutricionales: Energía 245 kcal, Grasas totales 3 g, colesterol 8 mg, carbohidratos 76 g y fibra 8 g.

31. Jugo de Calabaza (2 personas)

Ingredientes:

- 1 vaso de agua

- 1 vaso de jugo de coco

- 1/2 taza de calabaza cocida

- 1 cucharada de miel

Procedimiento: Mezclar el coco, agua y calabaza en una licuadora por algunos minutos, hasta que esté cremoso. Verter en vasos altos y añadir la miel. Revolver y servir.

Factores Nutricionales: Energía 198 kcal, Grasas totales 2 g, colesterol 6 mg, carbohidratos 66 g y fibra 4 g.

32.   Jugo de Arándanos (2 personas)

Ingredientes:

- 1 taza de yogurt natural

- 1 taza de arándanos

- 1 cucharada de polvo de linaza

- 1/4 taza de agua

Procedimiento: Lavar los arándanos. Lavar todo en una licuadora hasta que esté cremoso. Agregar agua progresivamente si quiere una mezcla más líquida. Servir inmediatamente.

Factores Nutricionales: Energía 198 kcal, Grasas totales 11 g, colesterol 21 mg, carbohidratos 54 g y fibra 2 g.

33.   Batido de Naranja (2 personas)

Ingredientes:

- 1 taza de jugo de naranja

- 1/2 taza de agua

- 1/2 cucharada de esencia de vainilla

- 2 cucharadas de miel

- 1/2 taza de yogurt natural

- 5 cubos de hielo

Procedimiento: Lavar todo en una licuadora hasta que esté cremoso. Agregar agua progresivamente si quiere una mezcla más líquida. Servir inmediatamente.

Factores Nutricionales: Energía 212 kcal, Grasas totales 3 g, colesterol 6 mg, carbohidratos 48 g y fibra 2 g.

34.   Jugo de Manzana y Zanahoria (2 personas)

Ingredientes:

- 2 tazas de jugo de naranja

- 1 taza de manzana en trozos

- 6 zanahorias en cubos

- 2 cucharadas de miel

Procedimiento: Lavar todo en una licuadora hasta que esté cremoso. Agregar agua progresivamente si quiere una mezcla más líquida. Servir inmediatamente.

Factores Nutricionales: Energía 198 kcal, Grasas totales 5 g, colesterol 2 mg, carbohidratos 62 g y fibra 5 g.

35. Súper Impulsador de Banana (2 personas)

Ingredientes:

- 3/4 taza de leche

- 1/4 taza de granola

- 1 banana

- 1 taza de cubos de hielo

- 2 cucharadas de polvo de linaza

Procedimiento: Mezclar todo en una licuadora hasta obtener una mezcla cremosa. Agregar agua progresivamente si lo quiere más líquido. Servir en vasos altos.

Factores Nutricionales: Energía 276 kcal, Grasas totales 7 g, colesterol 7 mg, carbohidratos 32 g y fibra 7 g.

36.   Espinaca y Banana (2 personas)

Ingredientes:

- 1 banana

- 1/2 taza de espinaca en trozos

- 1 cucharada de mantequilla de maní

- 1 ½ taza de leche sin lactosa

- 1 cucharada de polvo de linaza

- 1 cucharada de semillas de sésamo

Procedimiento: Mezclar todo en una licuadora hasta obtener una mezcla cremosa. Agregar agua progresivamente si lo quiere más líquido. Servir en vasos altos. Decorar con semillas de sésamo y servir.

Factores Nutricionales: Energía 230 kcal, Grasas totales 9 g, colesterol 9 mg, carbohidratos 23 g y fibra 7 g.

37. Jugo Poderoso de Col Rizada (2 personas)

Ingredientes:

- 1 taza de col rizada fresca

- 1 taza de leche de almendra

- 1 taza de arándanos

- 1/2 banana

- 1 cucharada de manteca de almendra

- 2 cucharadas de avena instantánea

Procedimiento: Lavar todo en una licuadora hasta que esté cremoso. Agregar agua progresivamente si quiere una mezcla más líquida. Servir inmediatamente.

Factores Nutricionales: Energía 256 kcal, Grasas totales 9 g, colesterol 8 mg, carbohidratos 25 g y fibra 12 g.

38. Jugo de Arándanos y Avena (2 personas)

Ingredientes:

- 1 banana

- 1 taza de arándanos

- 1/3 taza de avena instantánea

- 1 taza de leche sin lactosa

Procedimiento: Poner la banana y arándanos en la nevera por 10 minutos. Mezclar todo en una licuadora hasta obtener una mezcla cremosa. Agregar agua progresivamente si lo quiere más líquido. Servir en vasos altos.

Factores Nutricionales: Energía 214 kcal, Grasas totales 4 g, colesterol 0 mg, carbohidratos 64 g y fibra 4 g.

39. Delicias Rojas (2 personas)

Ingredientes:

- 1/2 taza de frambuesas

- 1 taza de frutillas

- 1 taza de mango

- 1 taza de agua

- 2 cucharadas de miel

Procedimiento: Poner las frutas en la nevera por 10 minutos. Mezclar en una licuadora hasta que esté cremoso. Añadir agua si quiere una mezcla más líquida. Servir inmediatamente.

Factores Nutricionales: Energía 214 kcal, Grasas totales 5 g, colesterol 0 mg, carbohidratos 48 g y fibra 4 g.

40.   Delicias Azules (2 personas)

Ingredientes:

- 1 taza de frambuesas

- 1 taza de arándanos

- 1 taza de frutillas

- 1/2 taza de yogurt natural

- 1/2 taza de té verde

Procedimiento: Mezclar todo en una licuadora hasta obtener una mezcla cremosa. Agregar agua si lo quiere más líquido. Servir en vasos altos.

Factores Nutricionales: Energía 198 kcal, Grasas totales 4 g, colesterol 5 mg, carbohidratos 38 g y fibra 4 g.

41.   Jugo de Frutilla y Banana (2 personas)

Ingredientes:

- 1/2 taza de ananá en trozos

- 1 banana

- 1/2 taza de mango en rodajas

- 1 taza de frutillas

- 1 taza de leche sin lactosa

Procedimiento: Lavar todo en una licuadora hasta que esté cremoso. Agregar agua progresivamente si quiere una mezcla más líquida. Servir inmediatamente.

Factores Nutricionales: Energía 215 kcal, Grasas totales 3 g, colesterol 6 mg, carbohidratos 53 g y fibra 5 g.

42. Delicias Verdes (2 personas)

Ingredientes:

- 1 kiwi en trozos

- 1 ½ tazas de sandía en cubos

- 1 ½ tazas de uvas rojas

- 1 taza de leche sin lactosa

- 1 cucharada de esencia de vainilla

- 1 cucharada de miel

Procedimiento: Pelar las uvas y cortarlas por la mitad. Remover las semillas y trozar. Lavar todo en una licuadora hasta que esté cremoso. Agregar agua progresivamente si quiere una mezcla más líquida. Servir inmediatamente.

Factores Nutricionales: Energía 245 kcal, Grasas totales 6 g, colesterol 7 mg, carbohidratos 48 g y fibra 5 g.

43. Delicia de Mango (2 personas)

Ingredientes:

- 2 mangos en rodajas

- 1 taza de yogurt natural

- 1 taza de agua

- 1 banana

- 2 cucharadas de jugo de limón

- 1 cucharada de esencia de vainilla

Procedimiento: Mezclar todo en la licuadora hasta obtener una mezcla cremosa. Añadir agua progresivamente si la quiere más líquida. Servir en vasos grandes.

Factores Nutricionales: Energía 198 kcal, Grasas totales 3 g, colesterol 7 mg, carbohidratos 46 g y fibra 4 g.

44. Jugo de Manzana y Limón (2 personas)

Ingredientes:

- 2 manzana verdes en cubos

- 6 hojas de col rizada

- 2 tallos de apio

- 1/2 cucharada de jugo de limón

- 1 pepino

Procedimiento: Lavar y trozar la col rizada, pepino y apio. Mezclar en una licuadora hasta que esté cremoso. Añadir agua si desea una mezcla más líquida. Servir en vasos altos.

Factores Nutricionales: Energía 187 kcal, Grasas totales 3 g, colesterol 0 mg, carbohidratos 56 g y fibra 4 g.

45.   Delicia de Frambuesa y Menta (2 personas)

Ingredientes:

- 2 tazas de frambuesas en cubos

- 1 taza de agua

- 3/4 de yogurt natural

- 1 taza de mango en trozos

- 1/2 taza de hojas de menta en trozos

- 1 cucharada de jugo de limón

- 1 pizca de sal

- 1/2 taza de cubos de hielo

Procedimiento: Poner las frutas en la nevera por 10 minutos. Mezclar todo en una licuadora y pulsar hasta que esté cremoso. Añadir agua progresivamente si quiere una mezcla más líquida. Servir inmediatamente.

Factores Nutricionales: Energía 243 kcal, Grasas totales 3 g, colesterol 7 mg, carbohidratos 54 g y fibra 7 g.

OTROS TITULOS DE ESTE AUTOR

70 Recetas De Comidas Efectivas Para Prevenir Y Resolver Sus Problemas De Sobrepeso: Queme Calorías Rápido Usando Dietas Apropiadas y Nutrición Inteligente

Por

Joe Correa CSN

48 Recetas De Comidas Para Eliminar El Acné: ¡El Camino Rápido y Natural Para Reparar Sus Problemas de Acné En 10 Días O Menos!

Por

Joe Correa CSN

41 Recetas De Comidas Para Prevenir el Alzheimer: ¡Reduzca El Riesgo de Contraer La Enfermedad de Alzheimer De Forma Natural!

Por

Joe Correa CSN

70 Recetas De Comidas Efectivas Para El Cáncer De Mama: Prevenga Y Combata El Cáncer De Mama Con una Nutrición Inteligente y Alimentos Poderosos

Por

Joe Correa CSN

www.ingramcontent.com/pod-product-compliance
Lightning Source LLC
Chambersburg PA
CBHW030254030426
42336CB00009B/375